18:00

Hoy

Chubascos de información 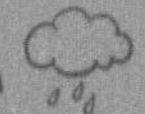

> ### Recordatorio
>
> Leer "18 verdades que quieres saber sobre el BDSM".
>
> ---
>
> ¡De cabeza!

Escrito por Lorena S. Gimeno

Primera edición: Junio de 2022

Copyright © 2022
Todos los derechos reservados.

SEXUALIZADOS_AS:
https://www.sexualizados.com/
@sexualizados_as

Diseño de portada, corrección, maquetación y textos:
Lorena S. Gimeno

ISBN: 9798838856760

¿Qué es "18 verdades"?

18 verdades es una serie de libros que responde a mi necesidad de compartir, porque esa es mi vocación. Desde no recuerdo cuándo (podría decir mi adolescencia, pero seguramente antes) tengo la imperiosa necesidad de compartir los conocimientos que tengo: sin filtro, sin que me lo pidan.

Por supuesto, este impulso es algo que he aprendido a controlar, más o menos, a lo largo de los años; y poco a poco desarrollo nuevas formas de "desahogarme". Comencé con la escritura en una pequeña revista online que compartía con mi mejor amigo en la que explicábamos al mundo todo lo que sabíamos sobre escribir, maquetar y autoeditarse. Con el tiempo, me hice con una cámara y empezamos a grabarnos para hacer más de lo mismo (¿se nota que me gusta escribir?). Y a mediados de 2017 salió la idea de hacer un canal de youtube sobre sexualidad; esta vez, sin embargo, el proyecto lo compartía con mi compañero Luis Anlo y desde entonces es nuestra pasión.

El canal se convirtió en web y sus redes sociales respectivas. En 2018 decidí profesionalizar esa pasión que no sabía que tenía y en 2019 me convertí en sexóloga. Ahora, me sigue gustando crear historias pero he descubierto en la escritura de no ficción un lugar donde compartir mucho conocimiento. Sí, podría hacer videos sobre estos temas y en realidad, si miras muchos videos del canal, puedes encontrar las verdades esparcidas por ahí. Pero no podía dejar escapar la posibilidad de aunarlo todo en un libro ameno y corto que te dé a ti unas respuestas claras a hipotéticas preguntas sobre sexualidad.

Así nació "18 verdades" (aunque antes de ser serie de libros estuvo a punto de ser un programa de Twitch) y ha llegado ahora a tus manos. Espero que disfrutes aprendiendo sobre sexualidad tanto como yo disfruto aprendiendo y escribiendo sobre ello. Porque cada día, cada semana y cada mes sigo formándome, aprendiendo y desarrollándome como persona y como sexóloga.

¡Muchas gracias por comprar este libro!

Sobre el tema

El BDSM es un conjunto de prácticas que se engloban dentro de "bondage, disciplina, dominación, sumisión, sadismo y masoquismo". Desgraciadamente, hay demasiados prejuicios, mitos y falsas creencias en general hacia esta comunidad que me gustaría hacer desaparecer con un chasquido de dedos. Pero como no tengo tal poder he decidido escribir un "18 verdades que quieres saber sobre..." enfocado en esta maravillosa comunidad que, en realidad, va más allá del sexo.

Porque sí, el BDSM es sexo. Tal y como dije en «18 verdades que quieres saber sobre el sexo», "sexo" es todo lo que se hace con intención de recibir o dar placer sexual. En el caso de las prácticas dentro del BDSM, el placer se consigue a través de muchos medios diferentes: dolor, cosquillas, restricción de movimientos, juegos de roles, bloqueo de alguno de los sentidos, intercambio de poderes...

El BDSM es mucho más diverso de lo que puede parecer. Si solo cuentas con los ejemplos que te han mostrado en televisión o en espectáculos mainstream, seguramente tengas una visión sesgada de estas prácticas. Al fin y al cabo, en los medios y espectáculos suelen mostrar la parte más visual y eliminan la parte humana. Es decir, la visión desde el "sexo normativo" del BDSM suele ser discriminatoria, exagerada e incluso ofensiva para las personas que lo practican.

Una de las muchas cosas que te voy a contar sobre el BDSM en este libro es que, en realidad, las "prácticas normativas" deberían aprender de su comunidad en cuanto a cuestiones sobre seguridad y consenso. Al fin y al cabo, el BDSM trata de disfrutar de forma sensata, segura y consensuada.

* Todas las palabras que veas en negrita las encontrarás en el glosario al final del libro (página 44 en adelante).

I. El BDSM

BDSM es un término creado en 1990 para abarcar un grupo de prácticas y fantasías eróticas, cuyas siglas significan: Bondage; Disciplina y Dominación; Sumisión y Sadismo; y Masoquismo. Entonces, las personas de la comunidad BDSM se describen a sí mismas como practicantes o interesadas en una serie de prácticas sexuales o aficiones que se suelen considerar no normativas o alternativas. Sin embargo, esta comunidad es muy variada y acoge personas de gustos muy diversos aunque no estén especificados en sus siglas.

Una vez conocemos las siglas, podemos subdividir el BDSM en tres grandes "familias" de gustos:

Bondage y disciplina. Son las prácticas donde prima la restricción del movimiento o de alguno de los sentidos y donde se pone a una de las personas como la adulta "con derechos sobre tu persona". Aquí podemos encontrar prácticas como el bondage, el shibari, el spanking, castigos con látigos, fustas...

Dominación y sumisión. Engloba todas las prácticas consideradas "complementarias" en las que las personas asumen un rol dominante o sumiso en relaciones BDSM. También existen personas que cambian entre ambos roles según la persona con la que están o sus preferencias del momento.

Sadismo y masoquismo. Son aquellas prácticas en las que las personas infligen o reciben dolor. En esta rama encontramos muchas variantes porque existe una gran variedad de formas de proporcionar dolor.

Por supuesto, una persona a la que le gusta el BDSM no está en una parte u otra, sino que puede tener gustos mezclados entre estas "grandes familias". Cada persona tiene gustos y preferencias diferentes, y en el BDSM existe la misma variabilidad.

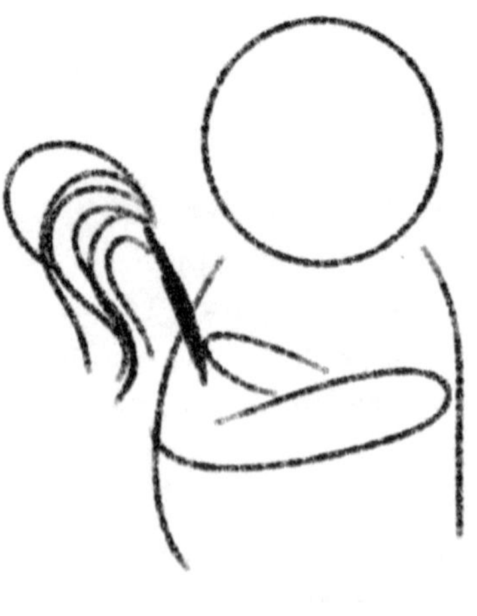

2. El SSC

Las siglas SSC hacen referencia a las palabras "seguro, sensato y consensuado" que es el ideal de cómo deben ser las prácticas en el BDSM. Al fin y al cabo, no es BDSM si no hay consentimiento. Y las prácticas deben ser seguras y sensatas para que exista el disfrute.

Esto incluye la formación y conocimientos de la persona dominante, el uso de la palabra de seguridad, el respeto mutuo, la comunicación y todo lo que incluya el acuerdo entre las personas implicadas. Estos acuerdos suelen ser hablados, pero algunas personas (como se ha visto en algunas películas y series) deciden tener acuerdos por escrito y revisables.

Sí que es cierto que existen las **relaciones BDSM 24/7**, pero también existen parejas con sus propios sistemas para salir y entrar del "juego", distinguiendo entre su parte BDSM y su yo "de cada día".

SANO

SEGURO

CONSENSUADO

3. No es una comunidad cerrada

Aunque en parte sí lo es, y te voy a contar por qué. La comunidad BDSM, como cualquier otra unión de personas de **sexualidad alternativa**, ha sido criminalizada, perseguida y difamada a lo largo de los años. Y como la gente abusaba de su confianza, las puertas abiertas dejaron de existir y se pasó a un "solo con invitación".

Esto se debe a personas que, como en una parte de "Amarrados al amor", una chica sumisa encuentra a un supuesto dominante que en realidad solo es un machista que quiere usar a una mujer para lo que le dé la gana. ¿Por qué? Pues quizá por una mezcla de poca educación sexual, misoginia, machismo y una visión sesgada de lo que es el BDSM.

Imagina que tienes tu librería bien ordenada y todo el mundo participa poniendo y sacando libros. Lo habitual y correcto es que haya unas normas y un mínimo de respeto por tu sistema de clasificación de libros. Pero entonces llega alguien que desordena los libros, se los lleva y no los devuelve... No estoy cosificando a las personas, solo quiero dar un ejemplo de algo que me parece incómodo y bastante ofensivo que puede trasladarse a cualquier situación.

Por eso, para entrar en la comunidad BDSM necesitas conocer a alguien que esté dentro y esta persona te recomiende o te lleve de la mano. De esta forma, aprenderás las normas, convenios sociales y qué tipos de personas son aquellas con las que más tienes en común.

En resumen, meterse en la comunidad BDSM puede parecer como si te fueras a lanzar a unas zarzas en ropa interior, pero en realidad es una comunidad de personas que te tratarán con el mismo respeto con el que las trates.

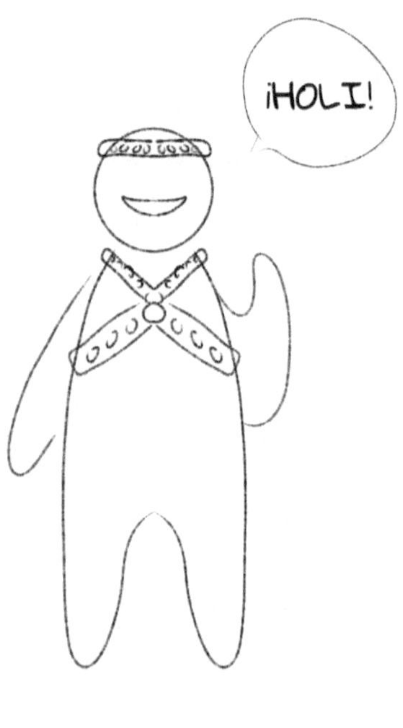

4. La escala de grises

No, las personas que disfrutan del BDSM no odian a las personas vainilla (aunque de imbéciles está el mundo lleno, la verdad). Y si algo bueno le puedo atribuir a "50 sombras" es que ha abierto las puertas de la curiosidad de muchas personas y ha naturalizado un poco el BDSM. Esto ha llevado crear un sexo vainilla "especiado" e incluso algunas personas dentro del BDSM se han sentido aliviadas al ver que les puede seguir gustando lo vainilla de vez en cuando.

Porque el sexo no es blanco o negro, sino una enorme escala de grises donde cada cual crea tu mezcla ideal. Esto significa que puedes practicar sexo como quieras que no eres más ni menos que nadie. Si te gustan las restricciones pero que sean con algo suave y que no marque la piel, está bien. Si quieres que te pasen un rodillo con pinchos por la espalda un día y al otro quieres hacer el misionero, está bien. Nadie te obliga a ser 100% vainilla ni 100% BDSM.

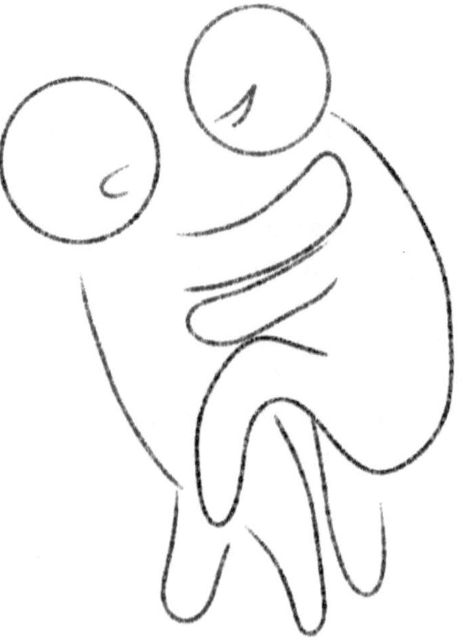

Cariño. me encanta hacer la cucharita contigo después de que me azotes bien fuerte...

5. S, M, dom, sum y switch

Existen muchos roles dentro de la comunidad BDSM. Sin embargo, no son fijos y tampoco determinan tu valor como persona. Los roles sirven únicamente para determinar cuál es tu papel dentro de los juegos así como tus preferencias.

El uso de las letras S y M hace referencia directa a que una persona es **sádica** o es **masoquista**. dom y sum, por otra parte, se utilizan cuando una persona es dominante o sumisa. Aunque pueda parecer que sí, una persona con el rol de sumisa no tiene que ser necesariamente masoquista; ni una persona dominante ser sádica. En el BDSM hay muchas prácticas no relacionadas con el dolor, de forma que se pretende sustituir estos S y M por dom y sum para englobar a más personas.

De esta forma, una vez encuentras a alguien de un rol que complemente al tuyo, el siguiente paso es hablar de las prácticas que preferís, las que no os gustan, la **palabra de seguridad**...

En muchas comunidades BDSM se utiliza un código de vestimenta propio para cada rol. Por ejemplo, las personas dom llevan pulseras en la mano izquierda mientras que las sum en la derecha. Por último, una persona switch llevaría pulseras en ambas muñecas.

Switch es un rol que está ganando popularidad puesto que implica que puedes tomar el papel de sum o de dom. Las personas switch no cambian todo el rato, sino más bien toman un papel u otro dependiendo de la persona con la que estén o cómo se sienten ese día.

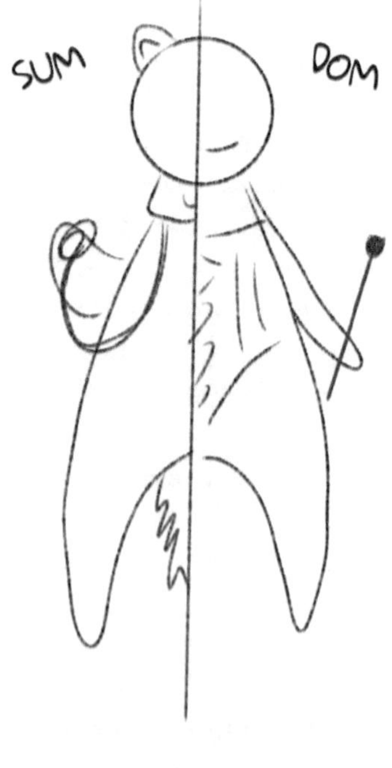

6. La palabra de seguridad

Ya he utilizado este término un par de veces antes, como en los puntos 2 y 5. Pero quería dedicarle un apartado entero a este tema porque considero, de verdad, que la palabra de seguridad es necesaria en todo tipo de prácticas sexuales.

La palabra de seguridad es de mutuo acuerdo entre dom y sum; si cualquiera de estas personas la utiliza, el juego se detiene por completo. Sin peros, sin regateos. Se detiene y ya está. Si lo comparamos con un semáforo, la palabra de seguridad significa "luz roja", y si seguimos con esta analogía podríamos incluir una palabra que indique "luz ámbar" con tal de avisar a la otra persona que estás cerca de tu límite.

En la comunidad BDSM esta palabra no es para uso en exclusiva de la persona sum, sino que la persona dom también puede utilizarla si lo necesita. Por supuesto, el truco de la palabra de seguridad está en que suele ser una palabra que no tiene relación alguna con el sexo. Algunos ejemplos serían: wombat, pepinillo, pistacho... Es decir, cualquier palabra que nunca utilizarías en un entorno sexual.

Como añadido, quiero incluir el gesto de seguridad, que es necesario cuando no hay posibilidad de decir la palabra en voz alta.

Entonces... ¿Por qué la palabra de seguridad no es "no"? Pues porque en el juego decir que no puede ser un recurso de actuación o excitación. Decir que no mientras te dan cachetadas, por pura vergüenza... Pedir a la persona que se detenga... Te puedes hacer una idea.

Por eso, considero ideal trasladar la palabra de seguridad fuera de las prácticas BDSM. De esta forma fomentamos la **comunicación asertiva** y clara.

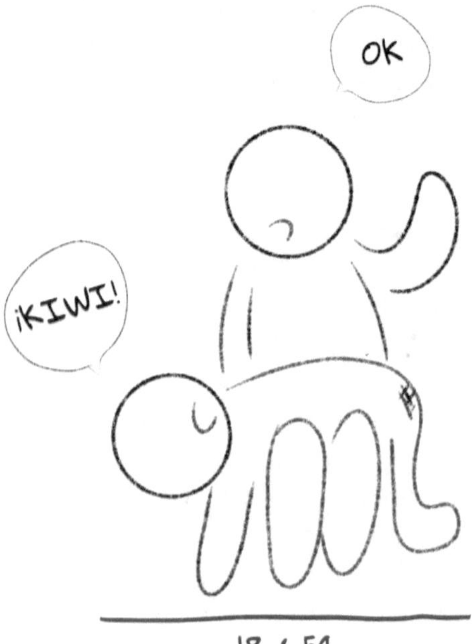

7. Acepta a todo tipo de personas

El BDSM que se muestra en la mayoría de medios audiovisuales o literarios suele presentar el BDSM como cualquier otra práctica sexual "mitificada": casi todo el mundo es blanco, guapo, con dinero... y en su mayoría heterosexuales. Sin embargo, no es así en absoluto.

La comunidad BDSM (o al menos en su mayoría) acepta personas sin importar su cuerpo, orientación sexual o economía. No por nada es habitual ver en desfiles del orgullo personas vestidas con cuero, fustas o incluso personas que practican **pup play**.

Por supuesto, puede pasar que un sum no te acepte si eres una dom gorda, pero como he dicho antes hay muchos tipos de personas. ¿Puedes encontrarte una comunidad elitista, materialista y misógina dentro del BDSM? Sí, pero eso no significa que todas las comunidades sean así.

Es más, si alguna vez sufres acoso, insultos no deseados o actitudes discriminatorias por parte de otra persona dentro de una comunidad BDSM, que sepas que puedes apoyarte en otras personas de tu misma comunidad porque quizá no saben lo indeseable que es esa persona.

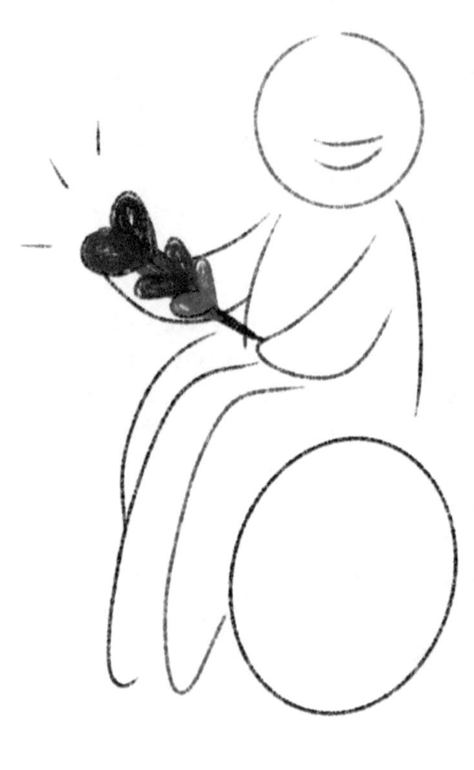

20 / 54

8. Es para todos los bolsillos

Puede que creas que no, que para practicar BDSM necesitas comprarte unos de esos kits que venden en tu sex shop de confianza. Pero no es verdad en absoluto. En realidad, lo que más necesitas es formarte, pero de esto hablaremos en el siguiente punto.

Existen muchísimas formas diferentes de practicar BDSM. Así que quizá ese kit por cincuenta euros no te da lo que necesitas. Mi recomendación es que investigues y, según lo que necesites, pienses si realmente quieres invertir.

Un ejemplo sencillo puede ser el del **spanking**, para el cual en realidad solo necesitas tus manos o, si te apetece, la cuchara de madera o espátula de la cocina. Solo tienes que mirar que no haya astillas y tener preparada una crema para el post-azotado. Así, puedes hacer una mordaza con una pelota de goma, o con unos calcetines. Incluso mordiendo la misma cuchara de madera.

Por supuesto, comprar accesorios puede ser necesario, pero es mejor hacerlo poco a poco y según necesidad. A medida que te formes y aprendas sobre tus necesidades, puedes empezar a apreciar los tipos de materiales o las formas que consideres más aptas para tus juegos.

9. Formación constante

Tanto si eres dom, como sum, es importante aprender para poder seguir el SSC (ver punto 2). Primeros auxilios, los materiales aptos para no sufrir irritaciones o abrasiones al atar, altura ideal para dejar caer la cera sobre tu pareja para que "pique" pero no queme...

Esto significa que si quieres dedicarte al **medical** es importante que aprendas todo lo que necesitas aprender. Si te interesa muchísimo el shibari, estaría muy bien hacer algunas clases con práctica bajo la supervisión de alguien con experiencia.

Porque el BDSM no es in a hacerse daño o a hacer daño sin importar las consecuencias. En absoluto. Aun con heridas que sangran, las personas que lo practican saben exactamente cómo tratar esas heridas para que no dejen cicatriz (a no ser que se quiera) y/o no se infecten.

Sea lo que sea lo que te interese o quieras probar, tómate tu tiempo para aprender, practicar y poder hacerlo con confianza.

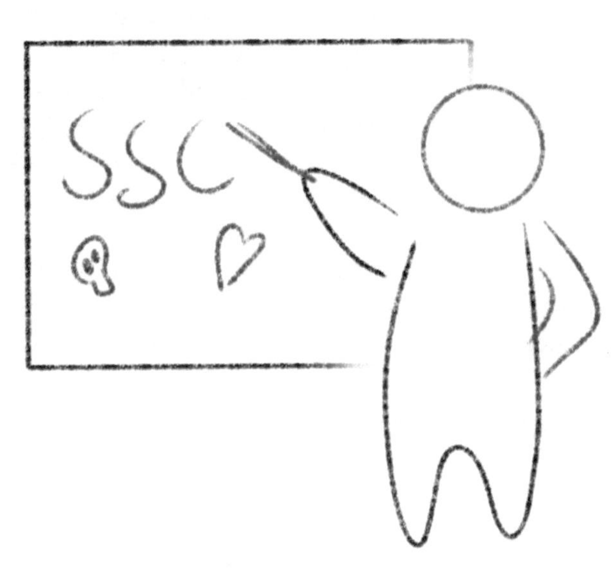

SSC

10. Artesanía y dedicación

El colectivo BDSM es uno de los que más accesorios y juguetes artesanales tienen. Al preguntar a varias personas practicantes, me he encontrado con respuestas muy similares: necesitaba algo más personalizado, lo que venden no cumple mis expectativas, quiero tener algo único, nadie hace lo que necesito...

Al preguntar a estas personas que se dedican a la artesanía BDSM, también me he encontrado con que prácticamente todas estas personas son también parte de la comunidad. Es decir, comenzaron sus negocios para cubrir sus propias necesidades o las de sus amistades o parejas.

Así que hoy en día hay muchísima variedad para encontrar accesorios, utensilios o ropa para practicar BDSM. De esta forma, no tienes que conformarte con lo que encuentras por ahí, sino que puedes hacerte con algo más personalizado, apto para tu piel o que encaje con tu forma de vida (por ejemplo, si quieres collares, esposas y arneses veganos).

Por supuesto, nada es peor ni mejor. Si a ti te va como un guante un arnés que te cueste veinte euros en el sex shop de debajo de tu casa, perfecto. Si necesitas que una persona te lo haga a medida con un forro especial para tu piel atópica, también.

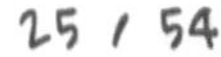

11. No es todo dolor

Esto es algo que ya he dicho en puntos anteriores, pero las prácticas BDSM se enfocan en el placer que viene de prácticas relacionadas con el bondage, la disciplina, la dominación, la sumisión, el sadismo y/o el masoquismo. Si miras estas últimas seis formas de dar o recibir placer, únicamente dos (el sadismo y el masoquismo) se enfocan en el dolor como medio para el placer. Y podríamos contar media más si miramos que dentro de las prácticas que son de disciplina algunas utilizan el dolor como medio.

Entonces, ¿qué medios utilizan las otras "familias" para sentir placer? Pues tenemos una amplia variedad donde elegir: cosquillas, humillación, vergüenza, placeres culpables, restricción de alguno de los sentidos, dependencia, juegos de roles...

Las posibilidades son infinitas y, sí, muchas de estas prácticas se utilizan en el denominado **sexo vainilla** porque poco a poco se acepta y se normaliza la variedad de **gustos sexuales** en las personas. Como he dicho en el punto 4, puede haber gente 100% BDSM o 100% vainilla, pero la gran mayoría se mueve en la escala de grises.

B&D

Desigualdad de poderes
Restricciones y castigos

S&M

Aquí si hay dolor,
pero de diferentes niveles

12. No es para "personas rotas"

La gran mayoría de prácticas sexuales englobadas en el BDSM son consideradas parafilias dentro del DSM-V (Manual diagnóstico y estadístico de los trastornos mentales, quinta edición) _la versión más actual en 2022_: masoquismo, sadismo, fetichismo, travestismo... Es decir, se consideran enfermedades mentales y, por lo tanto, deben tratarse.

Sin embargo, no soy la única profesional que considera que se debe valorar cada caso para determinar si de verdad es un trastorno mental (al fin y al cabo, este manual considera el autismo como un trastorno, cuando es en realidad una condición de la persona). Hace años también se consideraba la homosexualidad como una enfermedad mental, pero... ¿a que ahora no lo es? No, porque sería homofobia.

Exactamente lo mismo pasa con la comunidad BDSM. Yo planteo una forma clara de determinar cuándo algo es un gusto sexual y cuándo es una parafilia. Si lo que te gusta en el sexo te provoca malestar, angustia o eres completamente dependiente de esa práctica para sentir placer sexual, es posible que sea una parafilia. Si por el contrario es uno de tus muchos gustos sexuales, te sientes bien y puedes sentir placer de otras formas, estás ante un gusto sexual más.

Con esta sencilla clasificación podemos determinar parafilias, por ejemplo, la imperiosa necesidad del coito porque de otra forma no sientes placer, la masturbación obsesiva y otras disfunciones sexuales.

Así que no, si te gusta que te azoten pero no dependes de esos azotes para sentir placer (sea mental o físico), no tienes ningún problema.

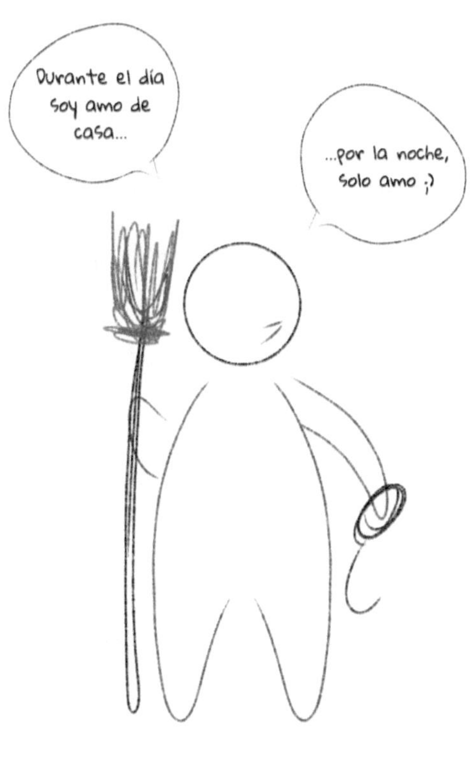

13. No es machista

Llevamos muchos años con una imagen muy machista y misógina del BDSM, donde los hombres dan latigazos a las mujeres y estas se retuercen de placer al ser tratadas como la mierda. Sin embargo, no es así en absoluto.

Ya lo he dicho varias veces en puntos anteriores, pero en el BDSM priman las relaciones sanas, seguras y consensuadas. Esto significa que, aunque una mujer sumisa se ponga en manos de un hombre dominante y este le haga daño físicamente o la insulte, será por acuerdo mutuo y cualquiera de las dos personas puede utilizar la palabra de seguridad para detener el juego si no aguanta más o deja de gustarle lo que está sucediendo.

¿Puedes encontrar personas machistas en la comunidad BDSM? Por supuesto que sí, como en todas partes. Pero no es la norma general.

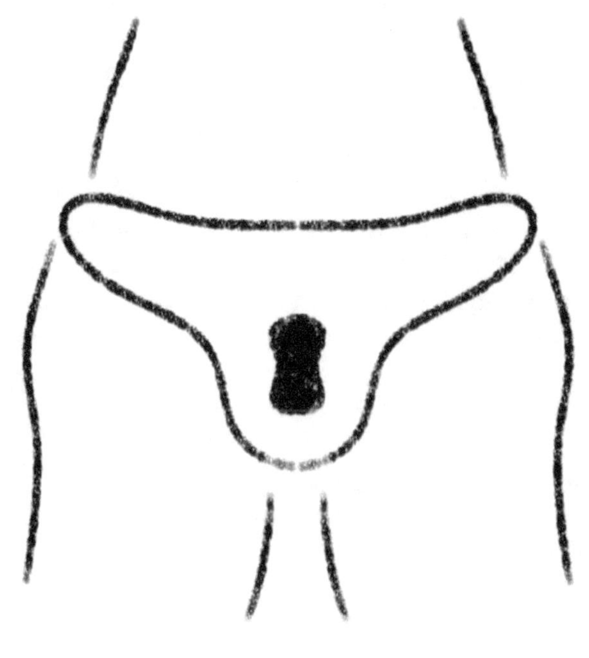

No, el BDSM no es una excusa
para hacer daño a las mujeres.

14. El femdom no es hembrismo

De la misma forma que las prácticas donde el hombre es el dom no son machistas, cuando te encuentras con una femdom esta seguramente no sea hembrista. Conversando hace poco con una dom con más de quince años de experiencia, me habló de las femdoms ginárquicas, que son aquellas que solo buscan sums hombres para tratarlos como a insectos o peor.

En casos así, sí hablamos de un problema de hembrismo (la contra del machismo). Pero por regla general las relaciones BDSM son sanas, seguras y consensuadas. Esto significa que sin importar el género de la persona dom y la persona sum nos encontramos en una relación de igualdad, respeto y confianza mutuos.

Entonces, el femdom es una práctica donde las dominantes son mujeres pero sus sums no tienen que ser necesariamente hombres ni tienen por qué humillarlos sin su consentimiento. En el BDSM, poco importa lo que se tiene entre las piernas o tu género, aunque sí hay personas que quieren ser dominadas por personas hetero o buscan incluso un género específico. Esto, por supuesto, entra en las preferencias de cada cual.

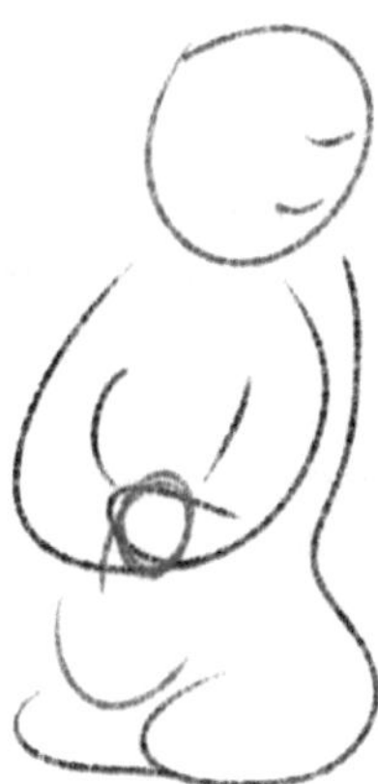

¡SUFRE, INSECTO!
Aguanta... Luego pasamos al aftercare.

15. Es cuestión de comunicación y confianza

Ya lo he dicho en varios puntos anteriores, pero en el BDSM prima la comunicación. Tanto dom como sum acuerdan de antemano la palabra de seguridad, el gesto de seguridad, lo que se hará durante el juego, lo que se va a necesitar...

Si bien en los espectáculos BDSM no se aprecia (aunque en algunos sí), la música «heavy» a todo volumen no suele ser la norma en lo privado. O incluso son esos volúmenes de música dom y sum se comunican constantemente para asegurarse de que todo vaya bien.

Si hay mordazas de por medio u otros impedimentos para la comunicación verbal, existen los gestos. Y aunque la persona sum no se queje, es responsabilidad de la persona dom asegurarse de que todo sucede como debe suceder.

A través de este cuidado de la persona dom hacia la sum, la comunicación constante y las buenas experiencias, se genera la confianza necesaria para que se disfrute al 100% del juego.

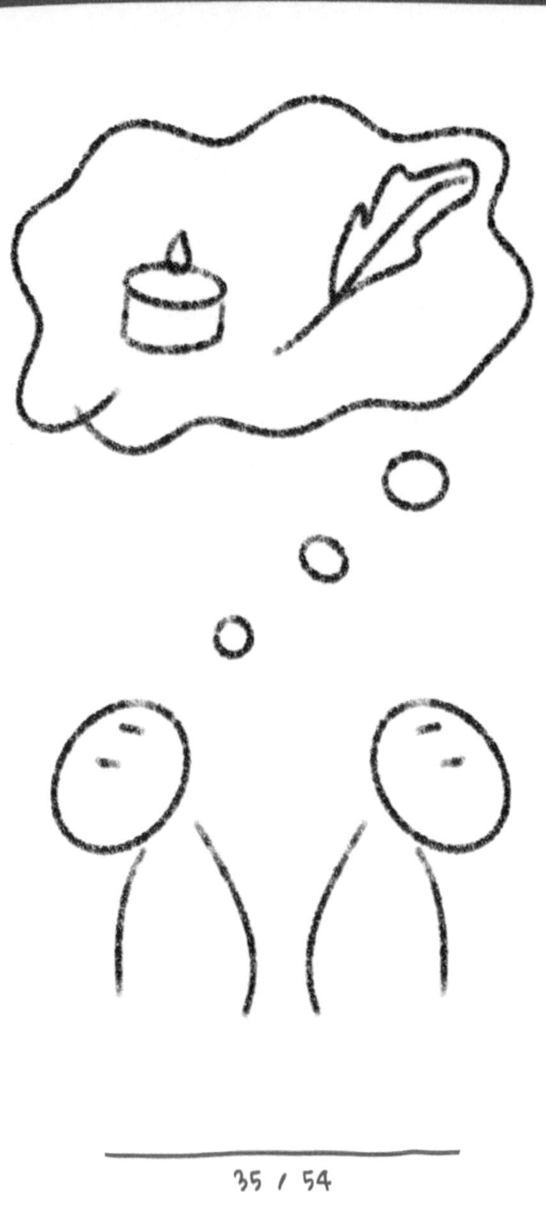

16. Control absoluto

Uno de los requisitos imprescindibles para ser dom es controlarlo todo. Los imprevistos pueden suceder, pero la precaución forma parte del rol de dom. Tener el teléfono a mano, saber hacer primeros auxilios (y tener un kit), tener en cuenta otras cuestiones de seguridad (por ejemplo, asegurarse de que los anclajes para una suspensión aguantarán), tener disponible todo el material necesario más el que pudiera necesitarse, cuestiones de higiene, de alquilar un espacio si fuera necesario...

Como doms, son responsables de todo lo que suceda, puesto que las personas sums se ponen en sus manos con plena confianza. Así que es importante también que la dom conozca los límites de la sum y esté pendiente de que nada le suceda.

Por ello, el juego suele estar planificado al dedillo y no se suele improvisar. No obstante, si tanto sum como dom quieren hacer algún cambio, lo pueden comentar y aceptar o no, pero tiene que ser de acuerdo mutuo.

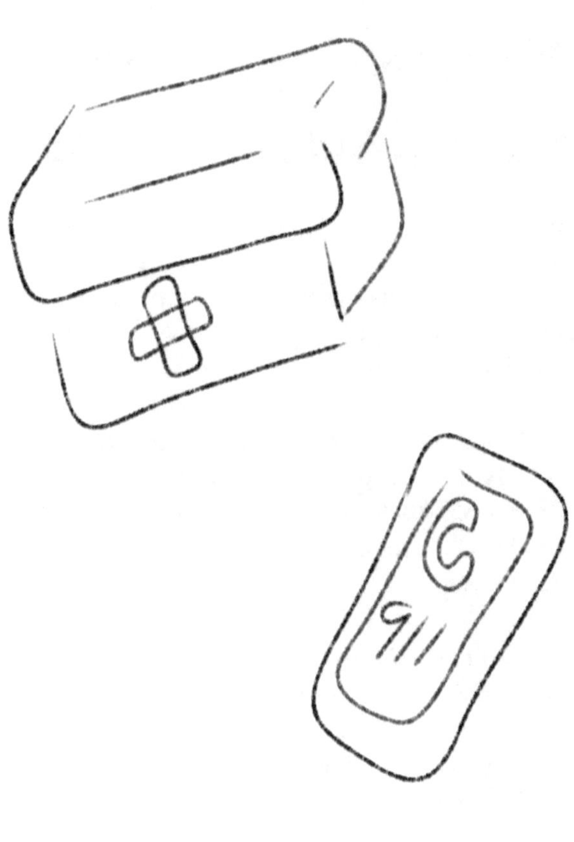

Según lo que se vaya a practicar,
se necesitan diferentes utensilios.
Por ejemplo, unas tijeras de seguridad.

17. Muchas personas no lo consideran sexo

A una sesión de BDSM se le suele llamar «juego», aunque es posible que hayas oído o leído las palabras «sesión», «respiro» o incluso «castigo». Este término se utiliza para diferenciar aún más el BDSM de las relaciones vainilla. No de forma despectiva, sino como diferenciación.

Es más, muchas personas dentro de la comunidad BDSM no consideran sexo a lo que hacen cuando se meten en su rol. ¿Por qué? Pues porque en su educación siempre han considerado el sexo como aquellas prácticas que se incluyen en lo vainilla.

Sin embargo, considero esta diferenciación innecesaria e incluso discriminatoria, puesto que perpetúa el mito de que el único sexo válido es aquel en el que intervienen los genitales de las personas (y si son pene y vulva, mejor). Debemos empezar a considerar las prácticas BDSM sexo porque, como he dicho muchas veces, el sexo es todo aquello que te provoca placer sexual.

Entonces, si una pareja tiene sexo vainilla y una de las personas practica BDSM sin su pareja (porque a esta no le gusta el BDSM), entonces es una relación abierta (se pierde la exclusividad sexual) con condiciones. ¿No crees?

¿BDSM ≠ SEXO?

18. Alguna vez lo has practicado

Arrastramos muchos «anillos y puñetas» desde hace años. Por ejemplo, el sexo anal antes se consideraba sodomía (una práctica BDSM) y hoy en día cada vez se practica más entre personas vainilla. Sin embargo, el pegging se sigue considerando una práctica BDSM y, por lo tanto, no normativa.

Desde el éxito de "50 sombras de Grey" muchas parejas han empezado a incluir prácticas BDSM en su repertorio sexual, como si aquello que se mostró en pantalla o apareció en los libros ahora es "lo normal" mientras que el resto no. Por supuesto, este punto de vista solo aplica a las mujeres, porque pocos hombres vainilla se dejan dominar (presas del machismo).

Entonces, podemos decir que cualquier persona puede practicar algo que se considera BDSM (o lo ha hecho sin saberlo), pero se sigue considerando un mundo aparte del "sexo normal". Quizá lo que nos hace falta es empezar a normalizar el sexo más allá de lo que se hace famoso.

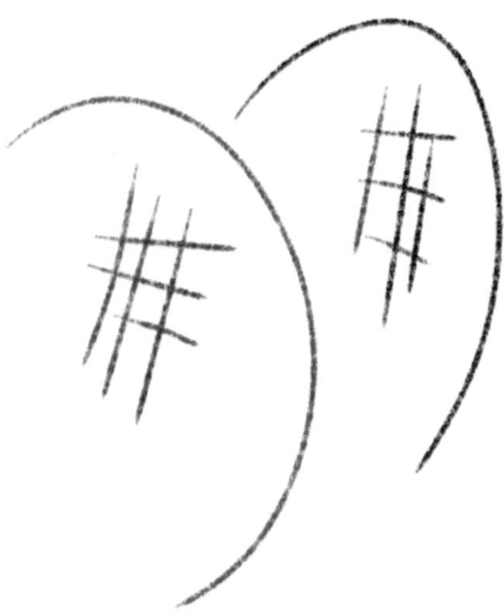

{ El sexo anal, las nalgadas,
los agarrones del pelo...
Son prácticas BDSM "naturalizadas",
muchas de ellas, por el porno. }

Conclusiones

Con esto terminan las 18 verdades que creo que necesitas y quieres saber sobre el BDSM. Espero que con esta información se hayan disipado algunas de las dudas, mitos o presunciones que tenías sobre esta comunidad y que, si quieres seguir aprendiendo, lo hagas con mente abierta y acudiendo a los lugares indicados.

He disfrutado mucho aprendiendo (y lo sigo haciendo cada día) sobre la comunidad y me encanta su funcionamiento sano, sensato y consensuado. Lo deseo para todo tipo de prácticas sexuales, así como que poco a poco se naturalicen más las prácticas BDSM y se miren con menos prejuicios y recelos.

En resumen, gracias por leer y espero que hayas aprendido algo de mi trabajo, o que al menos la lectura te haya sido amena y entretenida.

Si tienes preguntas relacionadas con esta serie de libros, apuntes o recomendaciones, puedes contactarme a través del mail 18verdades@sexualizados.com o en RRSS con el hashtag #18verdades y etiquetando a @sexualizados_as o a @lorenasgimeno.

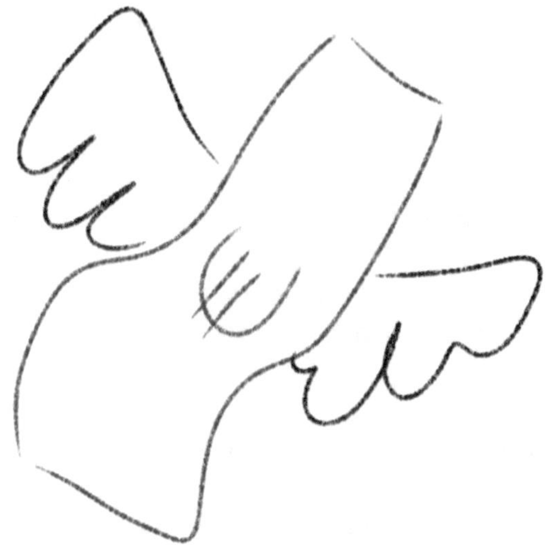

Recuerda que el BDSM y prácticamente todas las prácticas sexuales no dependen de lo que tienes en el banco, sino de las ganas que tienes de hacerlo.

No necesitas una mazmorra pero, si quieres probar alguna, las hay de alquiler.

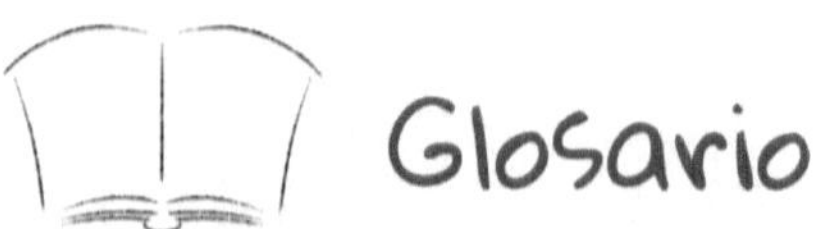

Glosario

aftercare Anglicismo que significa "el cuidado de después". En la comunidad BDSM se utiliza para referirse a los cuidados de la persona dom hacia la sum después de la sesión o juego. Estos cuidados pueden ser tanto físico (ungüento tras unas nalgadas) como mentales (un abrazo).

bdsm (Práctica sexual) Término creado en 1990 para abarcar un grupo de prácticas y fantasías eróticas, cuyas siglas significan: Bondage; Disciplina y Dominación; Sumisión y Sadismo; y Masoquismo. Entonces, las personas de la comunidad BDSM se describen a sí mismas como practicantes o interesadas en una serie de prácticas sexuales o aficiones que se suelen considerar no normativas o alternativas.

bondage (Práctica sexual) Uso de diferentes objetos para restringir el movimiento de la persona sumisa.

comunicación asertiva Tipo de comunicación en la que se defienden los intereses propios sin pisotear los de otras personas. Es un término medio entre la agresividad y la pasividad y se considera un sistema de comunicación ideal que promueve el respeto entre las personas y la aceptación de las libertades, gustos y necesidades de todas las partes.

consentimiento (en un entorno sexual) Acuerdo entre dos o varias personas para mantener relaciones sexuales. Este acuerdo, que suele ser verbal, puede incluir el tipo de prácticas que se llevarán a cabo. En la comunidad bdsm los acuerdos de este tipo son habituales e incluyen la palabra de seguridad.

cultura sexual Término que se emplea para referirse a lo que una persona dice, sabe, cree y percibe sobre la sexualidad. La cultura sexual se desarrolla a partir de las experiencias sexuales, la educación sexual y lo que aprendemos de nuestro entorno sociocultural.

dominante (dom) En la comunidad BDSM, la persona dominante es aquella responsable de la seguridad y cuidados de la persona sumisa durante el juego. También pueden recibir el nombre de ama, señor, maestro, Lady X... En un juego sádico, es quien inflige dolor; en una sesión de fetiche de pies, es quien pone los pies. Por norma general, en una sesión BDSM suele haber una persona dominante y una o varias sumisas. Puede haber dos doms cuando, por ejemplo, una de las personas está enseñando a la otra el arte de dominar.

femdom Denominación para referirse a las prácticas en las que es una mujer la dominante.

fetiche de pies (Práctica sexual) Gusto sexual hacia las prácticas eróticas donde los pies toman el protagonismo. Por ejemplo, que te toquen con los pies, lamerlos, masajearlos, que te pisen la cara, olerlos...

gustos sexuales (Identidad sexual) Conjunto de prácticas sexuales que te producen placer y estás conforme a practicar. Puede haber diferentes niveles de apetencia y placer, pero se incluyen también tus límites y las prácticas que nunca llevarías a cabo.

hembrismo Creencia de que las mujeres están por encima de los hombres. Ideología contraria al machismo. No es feminismo. En la comunidad BDSM, las mujeres dominantes que tratan a los hombres sumisos sin respeto y abusan de ellos se llaman ginárquicas.

juego Nombre habitual para los encuentros entre dos personas que van a practicar BDSM. También se le puede llamar sesión, respiro, castigo...

juegos de rol (Práctica sexual) Acto en el que una o más personas interpretan un papel de cara a las relaciones sexuales. Puede ser una pretensión de personalidad, asumir un rol (esclavitud, servicio, dominancia...) o incluso recrear un escenario o escena imaginarios.

machismo Actitud o forma de pensar de quien sostiene que el hombre es por naturaleza superior a la mujer.

masoquista En la comunidad BDSM, es una persona que recibe placer al sufrir o sentir dolor. Suelen tener, a la vez, el rol sumiso.

medical (Práctica) Prácticas dentro del BDSM donde la persona dominante suele tomar un rol de profesional sanitario y la persona sumisa el de paciente. Suele incluir prácticas como perforaciones, uso de agujar y otro material médico. Quienes lo practican tienen estudios para ello.

no normativo/a En el ámbito de la sexualidad, se dice que algo es "no normativo" cuando difiere de lo que se considera habitual o "normal". Por ejemplo, las prácticas dentro del bdsm se consideran no normativas, así como la poligamia o las identidades sexuales que no son hombre cis o mujer cis.

palabra de seguridad / gesto de seguridad Vocablo o gesto con las manos utilizado en prácticas BDSM para detener el juego o sesión. Es de mutuo acuerdo entre dom y sum y lo puede utilizar cualquiera de las dos.

parafilias Gustos sexuales obsesivos y no normativos. Por ejemplo, el fetiche de pies puede ser una parafilia si la persona que lo padece únicamente obtiene placer a través de esa práctica o si le provoca malestar emocional.

pegging (Práctica sexual) Práctica que consiste en un hombre cis hetero siendo penetrado analmente por una mujer sea con un pene o un dildo con arnés.

placer Sentimiento de felicidad y disfrute asociado a un momento, una acción o evento. Se suele utilizar en un entorno sexual pero puede emplearse en cualquier otro entorno. Por ejemplo, el placer de escuchar música o de la buena comida.

plug (Juguete sexual) Juguete en forma de tapón o supositorio pensado para la dilatación anal.

pornografía feminista Producción artística de ámbito erótico en formato audiovisual o similar. Suele referirse a los videos de ámbito erótico en los que la mujer no tiene un papel pasivo o de objeto en las relaciones sexuales.

pornografía mainstream Producción artística de ámbito erótico en formato audiovisual o similar. Suele referirse a los videos de ámbito erótico que muestras las supuestas prácticas normalizadas por la sociedad. En este tipo de pornografía, la mujer suele tener un papel pasivo o de objeto en las relaciones sexuales. Se considera pornografía machista.

pup play / pet play (Práctica) Práctica dentro del BDSM donde se simula que la persona sum es un animal y la persona dom su amo o ama.

reeducación sexual Buscar información, desaprender o educarse por propia cuenta o con ayuda de una persona profesional de la sexología. Se suele hacer cuando la educación sexual que tenía la persona era pobre o incorrecta.

referente sexual Figura importante en el desarrollo de la cultura sexual de una persona. Puede haber más de un referente. Puede ser una persona de su entorno, un medio de ficción, un concepto cultural...

relación abierta (Orientación relacional) Personas con exclusividad afectiva entre ellas pero sin exclusividad sexual. Por supuesto, ambas personas son conscientes de las parejas sexuales de la otra aunque no necesitan estar presentes durante las relaciones sexuales.

relación tóxica Se considera que una relación es tóxica cuando genera daño o malestar a una o a ambas partes. Un tipo de relación destructiva de la que resulta difícil salir debido a la dependencia emocional que conlleva. Suele estar relacionada con los mitos del amor romántico.

relaciones 24/7 Dentro del BDSM, una relación entre dom y sum que se da durante las veinticuatro horas del día todos los días.

respuesta sexual Desde un punto de vista científico, la respuesta sexual engloba las fases del sexo. Se divide en cuatro fases ordenadas: el deseo, la excitación, la meseta (momento de placer sexual que finaliza, o no, con el orgasmo) y la resolución.

sádica En la comunidad BDSM, es una persona que recibe placer al ofrecer sufrimiento o dolor. Suelen tener, a la vez, el rol dominante.

sexo Cualquier acto o actitud que se hace en sentido erótico o para ofrecer o reclamar placer sexual o erótico.

sexo anal (Práctica sexual) Se considera sexo anal cualquier práctica que consista en la estimulación del ano como parte del juego sexual, aunque este término se suele emplear en su mayoría para referirse a la penetración del ano.

sexo vainilla Término que utiliza comúnmente la comunidad bdsm para referirse al "sexo normal" o todas las prácticas no bdsm.

sexualidad **alternativa** Sexualidad que se encuentra fuera de lo considerado convencional. Esto varía según la sexualidad de la mayoría. Así pues, lo minoritario es alternativo.

shibari (Práctica sexual) Uso de cuerdas para restringir el movimiento de la persona sumisa y esta sienta placer a través de las cuerdas. Se diferencia del bondage en que el shibari sigue unos patrones y técnicas determinados y únicamente utiliza cuerdas para atar.

spanking (Práctica sexual) Término inglés para referirse a las nalgadas, una práctica en la que una persona ofrece cachetadas en las nalgas de otra con las manos u otros objetos. Si se hace de la forma correcta y siguiendo el SSC, puede ser muy placentera.

ssc Siglas de cómo deben ser las prácticas BDSM ideales: sanas, seguras y consensuadas.

sumisa (sum) En prácticas BDSM, la persona sumisa es aquella que recibe los castigos o es dominada por la dom. También se le puede llamar esclavo/a, juguete u otro apodo que decida ponerle su dom. No todas las personas sum tienen una dom fija.

switch En la comunidad BDSM, una persona switch es aquella que puede asumir el rol tanto de dom como de sum. Esto depende de cómo se siente o de su química con la otra persona.

{ ¿Muchas palabras de golpe? No te preocupes, nadie te pide que lo sepas todo. Además, siempre tendrás este libro a mano por si lo necesitas. }

Sobre la autora

Curiosa profesional, sexóloga y escritora entre muchísimas aficiones. Me dedico a compartir información, reseñas y consejos sobre sexualidad en youtube desde 2017 y como terapeuta me especializo en asesorías y talleres enfocados en el deseo sexual y las fantasías, pero trato con personas con una gran variedad de dudas, miedos y problemas.

Adoro compartir conocimientos, debatir y hablar en general, y como la forma más sencilla de hablar a distancia en diferido es con videos y letras, a eso me dedico. Si quieres mandarme tus dudas, puedes hacerlo a través de cualquiera de las redes sociales de @sexualizados_as o las mías propias, @lorenasgimeno.

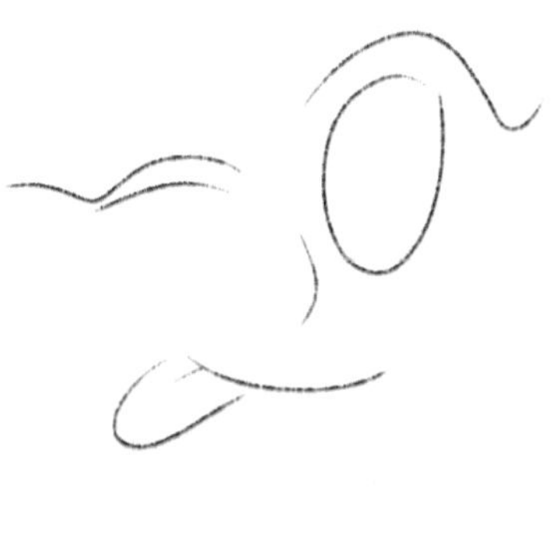

Otros libros de la serie

18 verdades que quieres saber sobre...

- el sexo (ya disponible)
- la identidad sexual (próximamente)
- los métodos anticonceptivos (próximamente)
- la menstruación (próximamente)
- la masturbación (ya disponible)
- el sexo compartido (próximamente)
- los juguetes sexuales (próximamente)
- la vulva (próximamente)
- el pene (próximamente)

Y también podrás adquirir próximamente el Glosario completo de todos nuestros libros.

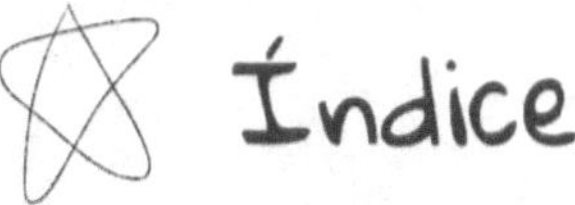

Índice

18 verdades que quieres saber sobre el BDSM

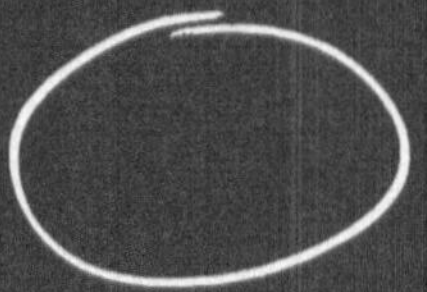

"18 verdades" es una serie de libros con datos reales, contrastados y educativos centrados en todo aquello que se supone que debes saber sobre sexo pero nadie te cuenta y no te atreves a preguntar por pura vergüenza.

Conoce más sobre el proyecto buscando "Sexualizados" en google o entra en:

@sexualizados_as

  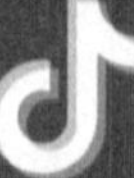